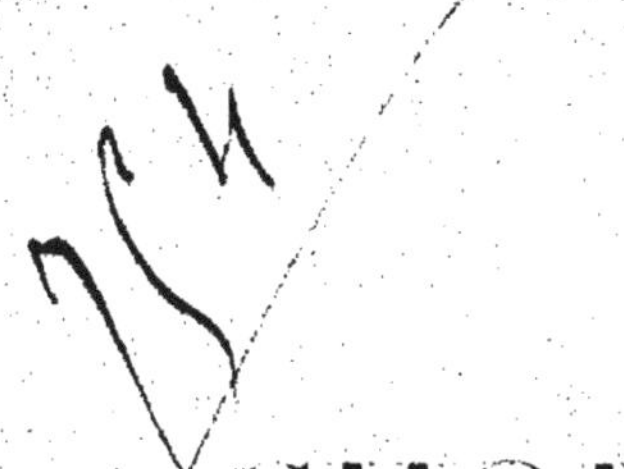

DE LA

CHOLÉDOCOTOMIE

PAR

Paul LEPETIT

Ancien interne lauréat des hôpitaux de Paris
Médaille de bronze de l'Assistance publique

PARIS

G. STEINHEIL, ÉDITEUR

2, RUE CASIMIR-DELAVIGNE, 2

1894

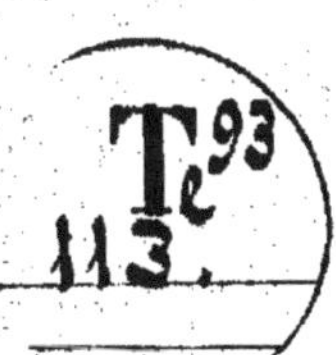

DE LA

CHOLÉDOCOTOMIE

IMPRIMERIE LEMALE ET Cⁱᵉ, HAVRE

DE LA

CHOLÉDOCOTOMIE

PAR

Paul LEPETIT

Ancien interne lauréat des hôpitaux de Paris
Médaille de bronze de l'Assistance publique

PARIS

G. STEINHEIL, ÉDITEUR

2, RUE CASIMIR-DELAVIGNE, 2

1894

CHOLÉDOCOTOMIE

Avant de quitter les hôpitaux de Paris, nous sommes heureux de donner un témoignage de reconnaissance aux maitres que nous y avons eus, pour la bienveillance qu'ils nous ont montrée et la libéralité avec laquelle ils nous ont fait profiter de leur grand savoir.

Pendant notre première année d'externat, M. le professeur Grancher nous a initié à la clinique infantile, si difficile pour les débutants, mais si attachante sous sa direction, nous l'en remercions vivement.

En seconde année d'externat, nous avons eu l'honneur d'être attaché au service de M. le professeur Jaccoud, nous n'oublierons jamais la clarté et l'intérêt de son enseignement. Nous avons été comme interne provisoire l'élève de M. le Dr Charpentier, à Bicêtre, c'est à lui que nous devons quelques connaissances des maladies mentales ; qu'il reçoive ici tous nos remerciements pour l'intérêt qu'il nous a témoigné. Pendant notre première année d'internat nous avons été l'interne de M. le professeur agrégé Campenon ; il nous a habitué à cet examen rigoureusement méthodique du malade qui seul conduit à la sûreté du diagnostic ; nous lui en avons une profonde reconnaissance.

M. le Dr Audhoui, pendant notre seconde année d'internat, nous a largement fait profiter de son sens clinique ; nous lui en gardons une vive gratitude.

En troisième année M. le professeur agrégé Quenu a bien voulu nous accepter comme interne ; dans son service nous avons appris la pratique d'une asepsie à la fois absolument sûre et simple ; nous avons pris auprès de lui un goût définitif pour la chirurgie qu'il sait faire si attachante, en la faisant si utile. Il a bien voulu, enfin, nous inspirer le sujet de ce travail. De tout cela et de sa grande bienveillance pour nous, nous garderons toujours un profond souvenir, et du fond du cœur nous lui adressons tous nos remerciements.

Des circonstances indépendantes de notre volonté nous empêchent de terminer notre quatrième année d'internat chez M. le professeur agrégé Bouilly ; c'est avec grand regret que nous quittons cet excellent maître dont la pratique est si instructive et les connaissances en gynécologie si étendues et si sûres. Nous remercions encore tous nos autres maîtres, MM. les professeurs Dieulafoy et Berger ; MM. les Drs Lucas-Championnière, Queyrat, Deschamps, Duflocq, Ménétrier, Belin ; M. le Dr Castex qui a bien voulu nous prendre comme chef de clinique et nous enseigner les maladies de l'oreille, du larynx et du nez pour lesquelles il est si compétent. Que nos premiers maîtres à l'École de médecine navale de Rochefort, MM. Duplouy, Bourru, Treille reçoivent aussi tous nos remerciements.

M. le professeur Tillaux veut bien, quoique nous n'ayons pas été son élève, nous faire l'honneur d'accepter la présidence de notre thèse, nous lui en sommes profondément reconnaissant.

INTRODUCTION

Depuis quelques années, grâce à la sécurité que donne
au chirurgien l'emploi rigoureux de la méthode antiseptique, son domaine s'est élargi et s'élargit tous les jours
dans des limites sans cesse reculées. Nombre d'affections
réputées autrefois incurables sont aujourd'hui guéries
par l'intervention opératoire ; nombre d'organes qui
semblaient intangibles, sans témérité, deviennent l'objet
d'opérations journalières, avec le plus grand succès.

Parmi ceux-ci, les voies biliaires sont un des derniers
en date. J.-L. Petit avait le premier montré la voie en
pratiquant le cathétérisme des voies biliaires ; mais à cette
époque une opération chirurgicale présentait trop d'aléas,
pour qu'on ose tenter de pareilles interventions, il s'est
passé un long temps avant que le chemin tracé ainsi ne
fût suivi jusqu'au bout.

Quand les chirurgiens ont commencé à être assez sûrs
d'eux pour s'attaquer aux voies biliaires, c'est la vésicule
qui tout d'abord a bénéficié de ce progrès et successive-
ment on a pratiqué la cholécystotomie, la cholécystectomie et la cholécystentérostomie. Ce n'est que plus
tard que le canal cholédoque a été mis en cause.

En 1891, Calot dans une thèse inspirée par M. le
professeur Terrier, disait (1) : « Dans le cas d'obturation

____

(1) CALOT. Th. Paris, 1891, p. 211.

du canal cystique et du canal cholédoque par calcul, il reste une ressource suprême, c'est l'abouchement du canal hépatique, toujours très dilaté dans ce cas-là, à l'intestin. »

En 1892, M. Segond écrivait dans le *Traité de Chirurgie* (1) : « Quant à la cholédocotomie, et surtout à la cholédoco-entérostomie, ces deux opérations sont nées depuis trop peu de temps pour qu'il soit possible de les juger. »

La même année M. le professeur Terrier dans une revue sur le cathétérisme des voies biliaires (2), en parlant des cas d'obstruction calculeuse du canal cystique et du canal cholédoque : « Une opération très rationnelle dans ce cas-là serait la cholédocotomie. » Aujourd'hui les observations se sont multipliées et on peut se faire une opinion sur cette opération.

Conçue par Langenbuch (1884), la cholédocotomie a été exécutée pour la première fois par Kümmel ; la première observation avec succès est de Courvoisier (1890).

Ce ne fut qu'un peu après qu'elle fut acceptée en France, où elle a été l'objet d'un travail très important de M. Terrier, dans lequel nous avons puisé une partie de nos documents (3).

Nous bornerons notre étude à la cholédocotomie proprement dite, c'est-à-dire à l'incision du canal suivie de suture ; nous ne nous occuperons en rien de la cholédocostomie ni de la cholédoco-entérostomie.

(1) *Traité de chirurgie*, t. VII, p. 857.
(2) *Revue de chir.*, 1891.
(3) TERRIER. *Revue de chirurgie*, nov. 1892.

CHAPITRE PREMIER

Indications de la cholédocotomie.

Nous nous bornerons, avons-nous dit, à la cholédocotomie proprement dite, une seule indication par conséquent se pose à notre opération : c'est l'obstruction permanente du canal cholédoque par un corps étranger susceptible d'être extrait après incision du canal, qui doit, dans tous les autres points avoir gardé un calibre suffisant pour permettre l'écoulement de la bile.

Nous aurons deux points à examiner.

Le cholédoque est-il obstrué et obstrué d'une façon permanente ?

L'obstruction est-elle causée par un corps étranger ? (Dans l'espèce il s'agit, on peut dire toujours, d'un calcul biliaire.)

§ 1. — Signes de l'obstruction permanente du canal cholédoque.

Expliquons-nous de suite sur le terme « *permanente* »

Il est évident qu'on ne va pas immédiatement se décider à faire une opération aussi grave, au premier signe d'obstruction du cholédoque. Il peut se faire qu'à la suite d'une colique hépatique un calcul de moyenne grosseur reste momentanément engagé dans le canal cholédoque et donne des signes d'obstruction, puis qu'au bout de quelques jours, sous l'influence de nouvelles contractions, ou sous la poussée de la bile, il se dégage et passe dans le duodénum.

Quand peut-on dire que l'obstruction est permanente? Il nous semble que dans cette interprétation il faut faire entrer en ligne de compte le traitement antérieur.

Si au bout de quelque temps d'un traitement médical bien conduit l'état reste le même, que la rétention biliaire continue ou s'exagère, on ne peut plus rien espérer par ces moyens et il faut se décider à l'intervention d'autre part un élément important de diagnostic sera l'examen de l'état général ; une rétention passagère de bile intéressera peu cet état, au contraire nous verrons plus loin que si elle se prolonge, la nutrition est profondément troublée, comme le montrent nos observations.

Voyons maintenant, en quelques mots, quels sont les principaux signes de l'obstruction du canal cholédoque, c'est-à-dire de la rétention biliaire.

En premier lieu vient l'ictère ; son intensité est très variable, mais sa constance est presque absolue, nous le trouvons noté dans toutes nos observations : apparu dans un temps variable, assez récent dans certains cas (18 jours, obs. XV), remontant à une époque très éloignée dans d'autres (8 mois, obs. XVI). Nous n'avons pas à décrire ici la teinte bien connue de la peau et des muqueuses dans ces cas, non plus que les divers troubles qu'amène la présence des pigments biliaires dans la peau : prurit si pénible, éruptions, etc...

Les urines, de leur côté, ont les caractères distinctifs des urines contenant des pigments biliaires : couleur variant depuis le jaune orangé avec reflet verdâtre à la surface jusqu'à la couleur brune de la bière forte ou du café ; acides, densité élevée, 1020 à 1025. Leur quantité est en général très diminuée, et l'étude des variations de cette quantité et de la composition des urines ne laisse pas que d'avoir un très grand intérêt et permet de porter un jugement précis sur la gravité de la situation.

En effet, comme le dit le professeur Bouchard, « le plus grand danger dans l'ictère, c'est l'imperméabilité rénale ». La réaction bien connue de Gmelin, par l'acide azotique nitreux, permet d'affirmer la présence des pigments biliaires dans l'urine que les caractères précédents nous avaient fait soupçonner.

Quelques-unes de nos observations sont muettes au sujet de la présence de la bile dans l'urine ; de toutes celles où cette recherche est mentionnée une seule indi·que l'absence de sels biliaires (obs. XIX).

Ces deux signes, ictère et présence de bile dans l'urine, indiquent qu'une partie de la bile est résorbée et emportée par le courant sanguin, mais ils ne nous indiquent pas si ce fait est dû à un excès de sécrétion ou à un obstacle à l'excrétion : c'est l'étude des matières fécales qui va nous permettre de décider sur ce point. On sait que la coloration des selles normales leur est donnée par la bile ; quand l'arrivée de la bile dans l'intestin est empêchée par une obstruction quelle qu'elle soit sur le trajet des voies biliaires, les selles ont une couleur grisâtre caracté-ristique, une couleur de mastic ou d'argile. De plus, dans ce cas elles sont extrêmement fétides. Pour que ces caractères soient complets, il faut, on le conçoit, que l'obstruction soit absolue. Si une partie du calibre du cholédoque reste libre, la bile pourra s'écouler en partie et les selles ne seront pas absolument décolorées. Ce fait est assez fréquent quand l'obstruction est produite par un calcul ; en effet, les calculs biliaires sont souvent irréguliers, hérissés d'aspérités, taillés en facettes, dans ces conditions il reste entre eux et les parois du cholédoque des espaces libres par où peut filtrer la bile en partie.

Dans quelques-unes de nos observations (obs. IV, IX, XIX), ce fait est signalé ; ces malades avaient des selles colorées, quoiqu'au cours de l'opération on ait trouvé des calculs obturant le canal cholédoque. Il ne faudrait donc pas se hâter de conclure, quand on voit un malade ictérique garder la coloration des selles, que cet ictère n'est pas un ictère par rétention, et il faudra analyser tous les autres symptômes avant de conclure.

Ces trois signes fondamentaux, ictère, urines bilieuses, décoloration des matières fécales, que nous venons de passer rapidement en revue, nous permettent de diagnostiquer une obstruction des voies biliaires, c'est-à-dire du cholédoque dans l'immense majorité des cas. Il nous reste à élucider le second point du problème que nous nous sommes proposé.

§ 2. — L'obstruction du canal cholédoque est-elle causée par un corps étranger ?

Un très grand nombre de causes peuvent amener cette obstruction.

Avec Delagénière on peut les diviser ainsi qu'il suit (1) :

1° Dans la cavité (corps étrangers, par ordre de fréquence) : Calculs, parasites, corps étrangers venus de l'intestin.

2° Dans l'épaisseur des parois : Rétrécissement fibreux, le plus souvent à la suite du passage des calculs.

3° En dehors des parois :
a) Tumeurs du voisinage. Pancréas, estomac, ganglions, foie, intestin, vésicule biliaire.

b) Cicatrice d'ulcère du duodénum.

c) Rétraction de néomembrane voisine, amenant la coudure du cholédoque.

Quels moyens de diagnostic aurons-nous entre ces diverses causes ? comment éliminerons-nous les deux derniers ordres de causes qui contre-indiquent la cholédocotomie ?

En face de toute obstruction du cholédoque les probabilités sont déjà pour la présence d'un calcul, puisque Monastyrki dit que sur 12 cas d'obstruction du cholédoque où la cause était connue, il trouve 7 fois des calculs. Mais présomption n'est pas preuve. L'existence de coliques hépatiques dans les antécédents du malade serait un fait d'une assez haute importance, et dans nos observations nous retrouvons ce signe d'une façon constante ; dans deux observations seulement (obs. VII et obs. VIII) il n'est pas signalé, dans aucune on ne note son absence. On voit donc combien il est précieux.

Mais pourtant il n'est pas encore absolu ; on peut très bien concevoir qu'un calcul se soit engagé petit dans

(1) Délagénière. *Cholécystentérostomie*. Th. Paris, 1890.

le canal cholédoque, et s'y soit accru au point de l'obturer sans que le canal ait réagi par ses contractions pour l'expulser au point d'amener la crise de coliques. D'autre part il peut très bien se faire qu'un malade ait eu autre-fois des accidents de lithiase biliaire sans que la rétention biliaire pour laquelle il vient consulter en soit fatalement la conséquence. Il peut très bien se faire qu'elle soit due à un néoplasme voisin survenu depuis. Aussi devons-nous rechercher si nous ne trouvons pas autre chose de plus précis encore.

Nous avons vu que, à part les calculs, les causes les plus fréquentes d'obstruction du cholédoque sont les tumeurs des organes du voisinage, tumeurs qui le plus souvent sont des tumeurs malignes. On pourrait donc attacher une certaine importance à la cachexie spéciale à ces tumeurs malignes, et à l'examen de la région par le palper. Ce serait s'exposer à de graves mécomptes que de trop se fier à ces signes. En effet, d'une part tous ces organes sont trop profondément situés pour que leur examen soit jamais bien précis et le chodéloque distendu au-dessus de l'obstacle (il acquiert parfois un très gros volume) pourrait en imposer pour une tumeur du voisi-sinage. D'autre part, la rétention biliaire prolongée amène une détérioration de l'état général rappelant beaucoup la cachexie cancéreuse ; dans beaucoup de nos observa-tions on note un amaigrissement rapide et marqué des malades, la perte des forces, l'anorexie, qui à un examen superficiel pourrait en imposer et faire pencher vers une tumeur maligne.

Mais un autre signe qu'on peut regarder comme caractéristique permet de faire le diagnostic entre une obstruction du canal cholédoque par calcul et une obstruction par cause extérieure : c'est ce signe qui est connu sous le nom de signe de Courvoisier-Terrier.

Voici en quoi il consiste : dans l'obstruction par compression extérieure il y a distension de la vésicule qui forme une tumeur plus ou moins grosse et fluctuante dans l'hypochondre droit. Dans l'obstruction calculeuse, au contraire, la vésicule est rétractée et très petite, il est impossible de la sentir par la palpation.

Dans toutes les observations que nous avons dépouillées, ce signe a été trouvé positif, sauf une seule fois, une observation de Reclus (1) où dans une opération de cholécystentérostomie il a trouvé une vésicule dilatée accompagnant une obstruction calculeuse du cholédoque. Toutes les observations qui sont publiées dans notre thèse confirment ce signe, sauf quelques-unes où il n'est pas noté, mais où il n'est pas fait mention de l'état de la vésicule. En parcourant la littérature médicale nous avons trouvé les faits suivants en faveur du signe de Courvoisier-Terrier :

Une observation de ROUTIER (2) : obstruction du cholédoque par calcul, rétraction énorme de la vésicule.

Une observation de TUFFIER (3) : obstruction du cholédoque par calcul, rétraction de la vésicule.

Une observation de MONASTYRKI (4) : distension de la vésicule, cancer du pancréas.

(1) *Revue de chir.*, 1893, p. 51.
(2) *Revue de chirurgie*, 1893, p. 142.
(3) *Revue de chirurgie*, 1893, p. 287.
(4) Th. de DELAGÉNIÈRE, 1890, p. 115.

Une observation de Kappeler (1) : distension de la vésicule, cancer de la tête du pancréas.

Une observation de Socin (2) : distension de la vésicule, cancer de la tête du pancréas.

Quatre observations de Reynier (3) : deux fois il y a eu distension de la vésicule, on trouve à l'autopsie un cancer de la tête du pancréas.

Une fois il y a eu une obstruction calculeuse du cholédoque, rétraction de la vésicule ; dans la quatrième observation avec la vésicule distendue on trouve un calcul du canal cystique, mais l'autopsie ne put pas être faite et on ne sait rien de l'état du pancréas.

Une observation de Helferick (4), oblitération du cholédoque par calcul, vésicule petite.

Une observation de Cerny (5), oblitération du cholédoque par calcul, vésicule atrophiée.

Deux observations de Hanot (6), avec autopsie, corroborant ce signe.

On voit quelle est la valeur de ce signe et combien sa recherche est capitale pour le choix de l'intervention à laquelle on doit se décider en présence d'un ictère chronique par rétention. Notons seulement qu'on doit prendre garde à ne pas s'en laisser imposer dans la recherche de la vésicule par la palpation, par des masses dures représentées par des adhérences existant très sou-

---

(1) Th. de Delagénière, 1890, p. 118.
(2) Th. de Delagénière, 1890, p. 130.
(3) *Bulletin Soc. Chir.*, 1892, p. 803.
(4) *Deuts. med. Woch.*, 1892, p. 185.
(5) *Deuts. med. Woch.*, 1892, p. 516.
(6) *Bulletin médical*, 28 janvier 1894.

vent à ce niveau, comme on peut le voir dans la plupart
de nos observations.

Si l'existence de ce signe est bien démontrée, sa
pathogénie est beaucoup plus difficile à expliquer. Terrier
en recherche la cause dans ce fait que les calculs étant
presque toujours irréguliers, laissent filtrer une partie
de la bile entre eux et les parois du cholédoque et qu'ainsi
la tension de la bile en amont serait moins forte que
quand la rétention a lieu par compression extérieure où
l'obstruction serait plus complète.

Hanot (1) donne une autre explication qui nous paraît
plus exacte. Dans la rétention biliaire calculeuse, dit-il,
il se produit toujours à la longue une infection des voies
biliaires amenant la transformation scléreuse des parois
et leur rétraction ; si cette rétraction est plus forte dans
la vésicule, c'est soit en raison de conditions microbiogé-
niques plus puissantes, soit en raison de sa structure un
peu différente.

Voilà donc un signe différentiel très sûr entre les
obstructions calculeuses et les obstructions par compression extérieure ; dans quelle mesure s'applique-t-il à la
rétention biliaire par rétrécissement fibreux et dans ce
cas-là quel est l'état de la vésicule ? Nous n'avons rien
trouvé qui nous permette d'être fixé à cet égard et des
recherches sont encore à faire de ce côté. Jusqu'à présent ce n'est qu'au cours de l'opération qu'on pourra par
le cathétérisme des voies biliaires se faire une opinion
nette sur ce point.

Sauf ces réserves sur ce point particulier, nous sommes

____

(1) HANOT. *Loc. cit.*

L.

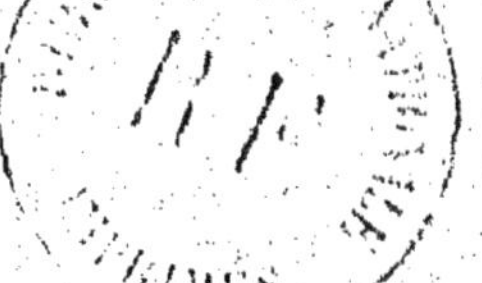

2

donc en possession de signes nous permettant de poser nettement l'indication de la cholédocotomie, et son indication absolue à l'exclusion de toute autre opération, la cholécystentérostomie comme la proéose Delagénière (1) dans ses conclusions : la cholécystentérostomie est indiquée « dans tous les cas de lithiase biliaire à calculs multiples ou à calcul unique enclavé définitivement dans le canal cystique ou le canal cholédoque ».

Il nous semble, en effet, difficile, pour ne pas dire impossible, de faire la cholécystentérostomie avec la rétraction énorme de la vésicule que l'on trouve parfois réduite à un petit canal de 18 millim. de long, comme dans l'observation de notre maître, M. Quénu.

(1) Delagénière. Th., 1890.

CHAPITRE II

Contre-indications.

La cholédocotomie, comme toute opération, a ses contre-indications. On peut les diviser en : contre-indications avant l'opération et contre-indications découvertes au cours de l'opération.

a) *Contre-indications avant l'opération :*

Il va de soi que la cholédocotomie est contre-indiquée quand la distension de la vésicule nous permet d'affirmer que la rétention biliaire est due à une autre cause qu'à un corps étranger, dans ce cas c'est à une autre opération, cholécystentérostomie, chédococostomie, cholédocoentérostomie qu'il faut se résoudre.

La détérioration profonde de l'état général est-elle une contre-indication ? nous ne le croyons pas et nous pensons au contraire que c'est une indication de plus à une intervention immédiate.

Évidemment le pronostic s'en trouve aggravé, mais comme ce mauvais état général est dû à l'intoxication biliaire (cholémie) plus on attendra, plus l'état s'aggravera et la seule chance de salut du malade est qu'on lève l'obstacle au plus vite.

b) *Contre-indications découvertes au cours de l'opération :*

Quand, après la laparotomie, on est arrivé sur le canal cholédoque et qu'on a découvert par une palpation attentive le lieu où siège le calcul obturateur, on ne doit inciser le canal pour l'extraire que s'il est impossible de lever l'obstacle autrement ; dans quelques cas, on peut arriver à ce résultat par deux autres procédés : par glissement ou par broiement.

Le premier procédé est surtout recommandable ; quand le calcul est peu fortement fixé on peut, par des pressions douces des doigts, le refouler soit en bas dans le duodénum, ce qui est le cas le plus favorable, soit en haut dans la vésicule d'où on l'extrait après cholécystotomie, opération plus facile et moins grave que la cholédocotomie. Nous avons trouvé relaté dans la littérature médicale un certain nombre de faits où cette manœuvre avait été possible.

Si le calcul est fixé dans l'endroit qu'il occupe soit par son volume, soit par un rétrécissement que sa présence aurait provoqué ou par ses aspérités, il faut essayer de le broyer, c'est-à-dire pratiquer la cholédolithotritie. Cette manœuvre a été souvent suivie de succès, par L. Tait, Mayo Robson (qui, au dernier Congrès de médecine de Rome, la recommande chaudement et dit de ne faire la cholédocotomie que quand on ne peut faire la cholédolithotritie), Thornton, Courvoisier, Trélat, Langenbuch. Mais il ne faut exercer que des pressions très modérées et si ces pressions ne suffisent pas, s'arrêter et pratiquer la cholédocotomie ; en effet, dans les faits que nous citons, deux ont été suivis de mort, un de Trélat et un de Langenbuch. On doit recommander pour ce broiement le procédé employé par plusieurs chirurgiens, exercer les pressions entre les deux mors d'une pince recouverte d'un tube de caoutchouc qui atténue beaucoup le traumatisme et diminué les chances de lésions des parois du cholédoque. Il faut repousser absolument la manière de faire de certains chirurgiens allemands, introduire une aiguille à travers les parois du cholédoque dans l'intérieur du calcul pour le fragmenter, procédé absolument dangereux.

Ce sont, à notre avis, les seules contre-indications à la cholédocotomie; on voit que son champ d'action reste encore très vaste.

CHAPITRE III

Mode opératoire.

Il sera très important que dans les quelques jours qui précéderont l'opération, on assure dans la mesure du possible l'asepsie intestinale. L'incision que l'on va faire au cholédoque sera très voisine du duodénum ; dans la très grande majorité des cas, en effet, on a trouvé le calcul dans la partie terminale du canal. Par conséquent cette incision pourrait s'infecter très facilement secondairement si le duodénum contenait lui-même des matières très septiques. Forcément l'asepsie intestinale ne peut jamais être que très relative, mais ce relatif suffit pourtant souvent à assurer un succés qui aurait été un revers sans cette précaution. L'on sait que le procédé ordinaire pour obtenir l'asepsie instestinale est d'abord le régime lacté absolu, ensuite l'absorption journalière de produits antiseptiques, le plus employé en général dans ces cas-là est le bétol.

Inutile de dire qu'on prendra les plus minutieuses précautions pour l'asepsie de la peau du malade, des mains du chirurgien et des instruments.

On peut distinguer dans la cholédocotomie 5 temps :

1° Incision de la paroi.

2° Recherche du canal cholédoque.
3° Incision du canal et extraction du calcul.
4° Suture du canal cholédoque.
5° Suture de la paroi.

PREMIER TEMPS. — *Incision de la paroi.*

On peut voir dans nos observations, qu'on a eu recours à des incisions très variées : incisions transversales, incisions obliques, incisions verticales ; ces dernières ont été faites elles-mêmes en des points différents, au niveau du siège de la vésicule, sur le bord externe du muscle droit, sur la ligne médiane.

Les incisions transversales et obliques nous semblent devoir être rejetées ; certes elles donnent beaucoup de jour, surtout si, comme dans certains cas, on les complète par une seconde incision perpendiculaire formant avec elles un T ou un L (obs. XII, XIII), mais elles ont le grave inconvénient de couper en travers tous les muscles de la paroi abdominale, et par suite de diminuer dans de notables proportions sa solidité ultérieure. Aussi dans notre observation XII, note-t-on une hernie consécutive d'un volume assez considérable au point de rencontre des deux incisions. De plus, ces incisions coupent nécessairement la terminaison antérieure des artères intercostales inférieures, d'où des hémorrhagies assez abondantes. Enfin dans un cas il est noté une contracture douloureuse du muscle droit, survenant quelques jours après l'opération, tenant évidemment à la blessure d'un de ses filets nerveux.

Les incisions verticales n'ont pas la plupart de ces inconvénients, mais elles ont le désavantage de donner moins de jour, aussi faut-il faire porter son incision dans le point le plus rapproché du siège du cholédoque, pour arriver directement sur lui.

Cette considération nous fait rejeter d'une façon absolue la région de la vésicule, c'est-à-dire une ligne passant au niveau de l'extrémité antérieure du dixième cartilage costal ; en effet le canal cholédoque répond habituellement au niveau du milieu de la ligne qui réunit le fond de la vésicule à la ligne blanche ; il peut même être plus près de la ligne médiane et M. Quénu l'a vu exactement sur cette ligne médiane. Si on fait porter l'incision sur la région de la vésicule, il faudra donc aller chercher le cholédoque à une assez grande distance, ce qui, étant donné la présence fréquente d'adhérences des divers organes entre eux, les changements de rapports qui en résultent, pourra entraîner de très grosses difficultés dans cette recherche.

A notre avis donc l'incision devra être verticale et siéger sur le bord externe du muscle droit, soit sur la ligne médiane. C'est cette dernière incision que nous avons vu pratiquer par notre maître M. Quénu, et la découverte du cholédoque a été très facile.

Cette incision du reste sera pratiquée comme dans toute laparotomie, avec les mêmes temps et les mêmes précautions.

DEUXIÈME TEMPS. — *Recherche du canal cholédoque.*

On aura quelquefois la chance de trouver peu ou pas

d'adhérences, et alors ce temps de l'opération présentera peu de difficultés ; d'autres fois au contraire, comme cela est signalé dans un grand nombre de nos observations, on tombera après l'incision du péritoine sur un véritable magma de masses solides formé par des adhérences péritonéales, épiploïques, reliant tous les organes entre eux. Il faut alors doucement, prudemment décoller les adhérences les moins solides, couper entre deux ligatures celles qu'on ne peut décoller, mais seulement après s'être assuré qu'elles ne contiennent pas la vésicule ou le cystique dans leur intérieur, car ces organes peuvent être assez atrophiés pour ne pas être reconnus à un premier examen superficiel. On ne saurait trop recommander le soin et la prudence pendant ces manœuvres ; en effet ces néomembranes sont souvent très vasculaires et leur déchirure peut amener des hémorrhagies très inquiétantes par leur abondance et difficiles à arrêter à cause de la profondeur. Dans un cas (obs. V) l'hémorrhagie fut assez abondante pour faire craindre la blessure de la veine cave. On sera surtout prudent lorsqu'on approchera du foie, le décollement des adhérences qui se font sur lui saigne d'une façon particulière et on n'a pu parfois se rendre maître de ces hémorrhagies qu'au moyen du thermocautère.

Ce temps sera quelquefois gêné par l'hypertrophie du foie, qui n'est pas rare dans la rétention biliaire ; l'aide le refoulera alors en haut pour mettre à découvert les organes situés sous sa face inféro-postérieure. Cette manœuvre est recommandée par Riedel (1) : refouler

----

(1) *Revue chir.*, 1893, p. 957.

le foie en haut, l'estomac à gauche, le paquet intestinal
en bas.

Quand on sera parvenu à détruire ces adhérences,
on cherchera à s'orienter en reconnaissant les divers
organes au milieu desquels on se trouve, vésicule
biliaire à droite, hile du foie et les organes qui en
sortent en haut, duodénum à gauche et en bas ; mais
ces organes sont souvent tellement déplacés, déformés
et masqués par les adhérences qu'il est fort difficile de
les reconnaître. Ne voyons-nous pas, dans un cas
(obs. XVI), que même sur la table d'amphithéâtre,
après avoir sorti le foie et les organes voisins de
l'abdomen, on eut beaucoup de peine, et il fallut
beaucoup de temps, à reconnaître la vésicule biliaire
au milieu des adhérences.

Un excellent point de repère est l'hiatus de Winslow ;
en introduisant l'index dans cet hiatus et tournant sa
pulpe en haut et en avant, on soulève le duodénum et
l'extrémité du cholédoque ; mais cet hiatus lui-même
est parfois obturé par les adhérences, et cette petite
manœuvre est impossible.

Si tous ces points de direction, vésicule qu'on n'aurait
qu'à suivre, en bas et à gauche, pour tomber sur le
cholédoque, hile du foie, hiatus de Winslow, ne
peuvent être nettement reconnus, on n'aura plus que
la ressource de chercher, dans la direction présumée
du cholédoque, par un palper attentif, à sentir le calcul
qu'il est habituellement assez facile de sentir comme
un corps dur, régulier, roulant sous le doigt.

De quelque façon qu'on soit arrivé à trouver le

cholédoque, il restera, pour le voir nettement, à déchirer le bord de l'épiploon gastro-hépatique dans lequel il est contenu.

TROISIÈME TEMPS. — *Incision du canal cholédoque et extraction du calcul.*

Ce temps de l'opération sera, en général, très facile : l'aide soulevant le cholédoque avec l'index introduit dans l'hiatus de Winslow, on pratiquera sur le cholédoque une incision en rapport avec le volume du calcul, et on l'extraira avec le doigt ou avec une pince, ou, à la rigueur, avec une curette, s'il adhérait aux parois. Il y a pourtant quelques cas où on n'a pu l'extraire ainsi et où il a fallu le fragmenter pour l'extraire, et même, en laissant quelques parcelles dans le cholédoque, espérant qu'elles seraient expulsées spontanément. Même s'il y a plusieurs calculs, une incision unique suffira à les extraire, et nous ne voyons pas la nécessité d'incisions multiples, comme dans notre observation XII.

Comme il est à craindre qu'au moment de l'incision du cholédoque un flot de bile ne s'échappe dans le péritoine, avant de la pratiquer on aura le soin de garnir tout le voisinage de compresses stérilisées pour la recevoir et protéger le péritoine.

Aussitôt ce temps exécuté, avant de pratiquer la suture il faut absolument s'assurer de la perméabilité des voies biliaires, en pratiquant le cathétérisme. Ce cathétérisme sera pratiqué avec une sonde en gomme n° 16 de la filière

Charrière (1), soigneusement stérilisée ; il faudra le pratiquer de bas en haut vers le foie et de haut en bas vers le duodénum. On s'assurera ainsi qu'on ne laisse pas un calcul qui aurait passé inaperçu pendant l'examen du cholédoque, et surtout que la présence des calculs n'a pas amené de rétrécissement fibreux. Il est facile de concevoir que dans l'un ou l'autre de ces deux cas on aurait fait une opération inutile si l'on s'en tenait là.

Si c'est un nouveau calcul que l'on découvre on l'extraira à son tour ; si c'est un rétrécissement fibreux la décision à prendre pourra être assez embarrassante. On aurait alors à faire soit une cholédoco-entérostomie si la dilatation au-dessus du rétrécissement est assez marquée pour le permettre, soit une cholécystotomie, qui permettrait de faire plus tard la dilatation progressive de ce rétrécissement, comme Delagénière l'a faite une fois avec succès (2).

QUATRIÈME TEMPS. — *Suture du cholédoque.*

Cette suture doit être faite avec le plus grand soin, non seulement pour éviter la formation possible d'une fistule biliaire, mais encore pour éviter une hémorrhagie secondaire. On sait depuis les travaux de M. Verneuil combien les hépatiques sont sujets aux hémorrhagies et la seule incision de la muqueuse du cholédoque produit souvent des hémorrhagies assez abondantes que seul l'affrontement exact par une suture soignée peut arrêter.

(1) TERRIER. *Rev. de chir.*, 1892.
(2) DELAGÉNIÈRE. *Revue de chir.*, 1892.

Dans le chapitre suivant, nous verrons comment une hémorrhagie semblable a amené la mort d'une opérée.

Cette suture doit être faite à points séparés avec de la soie très fine ; de la soie trop grosse déchirerait les parois du cholédoque qui sont très peu résistantes. En compulsant nos observations, on peut voir que cette suture a été faite tantôt en un seul plan, tantôt en deux plans, le second plan faisant une sorte de suture de Lembert. Bien souvent les tuniques du cholédoque, très amincies par leur dilatation, ne se prêtent pas à cette manœuvre et on ne peut faire qu'un seul plan comprenant toute l'épaisseur de la paroi ; mais il est prudent alors de faire par-dessus une seconde suture sur les lambeaux voisins du péritoine en les amenant au-devant de l'incision où elles forment alors un excellent capiton. Quoi qu'il en soit, après cette suture faite il faut bien s'assurer que l'incision est absolument obturée et qu'il ne filtre plus ni sang ni bile.

Nous avons dit qu'on ferait la suture à la soie stérilisée ; il nous semble, en effet, au moins inutile d'employer des substances diverses et de faire un plan à la soie et l'autre au catgut comme certains chirurgiens l'ont fait.

Quelque soin qu'on ait mis à sa suture, on n'est jamais absolument sûr qu'elle sera parfaite, aussi ferait-on bien d'isoler du reste de la cavité péritonéale la partie de cette cavité où est situé le cholédoque.

Pour ce faire, nous recommandons la manière de faire de Quénu (obs. XX) : on amène l'épiploon gastro-hépatique vers la plaie abdominale et on le suture aux deux lèvres de cette plaie. On forme ainsi une sorte de petite logette absolument close, au-dessous de la face inférieure du foie au fond de laquelle se trouve le cholédoque. Si les sutures cèdent et que de la bile s'écoule, elle s'épanchera au dehors et on évitera ainsi l'infection du péritoine.

Dans quelques cas, le cholédoque n'a pas été suturé ; on a simplement fait un tamponnement à la gaze iodoformée, et, malgré cela, après six semaines, la fistule biliaire s'est fermée spontanément. Pourtant il nous semble qu'il serait imprudent sur la foi de ce succès d'imiter cette conduite, et il faut chercher, malgré tout, jusqu'au bout, à faire une suture soignée du cholédoque. Ce serait également imprudent de ne pas faire de drainage de la petite cavité qu'on a formée avec l'épiploon, drainage fait soit avec une mèche de gaze iodoformée, soit mieux avec un tube de caoutchouc, mais il nous semble exagéré et nuisible de faire un second drainage sus-pubien (obs. II).

CINQUIÈME TEMPS. — *Suture de la paroi abdominale.*

Cette suture ne présente rien de particulier, elle sera faite comme après toute laparotomie, en suturant chaque plan séparément : péritoine et plan musculo-aponévrotique avec de la soie, peau avec du crin de Florence.

Pansement avec de la gaze iodoformée et de la ouate stérilisée.

CHAPITRE IV

Suites opératoires.

Dans la plupart des observations que nous avons dépouillées, il y eut dans les premiers jours un écoulement biliaire assez abondant par le drain, écoulement qui cesse toujours spontanément ; ce fait prouve à la fois, et la difficulté de la suture, et l'utilité du drainage et de la séparation du canal cholédoque du reste du péritoine.

Nous avons déjà parlé des hémorrhagies abondantes et difficiles à arrêter qui surviennent parfois pendant l'opération, mais on peut voir aussi se produire des hémorrhagies tardives. Ainsi, dans notre observation IX, il se produit, au onzième jour après l'opération, une hémorrhagie assez grave pour qu'on soit obligé de rouvrir la plaie et de toucher au thermocautère des surfaces saignantes, qui avaient donné lieu à cette hémorrhagie. Dans notre observation XX, une hémorrhagie plus précoce a causé la mort de la malade au quatrième jour ; cette hémorrhagie a présenté des caractères assez particuliers pour qu'on s'y arrête. Elle ne se traduit au dehors que par quelques gouttes de sang à travers le drain, mais dès le second jour la malade a des vomissements sanglants ; puis l'ictère qui a diminué reparaît plus intense, prostration, agitation, subdélire, tous les caractères d'une cholémie profonde. A l'autopsie, on trouve les voies biliaires, depuis le cholédoque jusqu'aux plus fins canalicules biliaires, obturées complètement par des caillots sanguins, comme si on avait injecté ces voies biliaires de suif, ce sont ces caillots qui, amenant une rétention biliaire absolue, avaient amené la mort de la malade. Cette hémorrhagie si particulière semble d'une explication très difficile. M. Terrier pense qu'elle s'est faite sur toute l'étendue des voies biliaires par suite du brusque changement de pression dans ces voies après l'ablation du calcul et le rétablissement du libre cours de la bile : ce serait une vraie hémorrhagie a vacuo. M. Quénu, au contraire, croit que cette hémorrhagie s'est faite au niveau de l'incision du cholédoque et que le sang ne s'écoulant pas librement du côté du duodénum pour une raison quelconque (quoiqu'il s'écoulât en partie de ce côté, témoin les vomissements sanglants) aurait reflué par en haut. Si on admet cette explication, on voit l'importance d'une suture très exacte qui aurait empêché cette hémorrhagie. C'est la seule fois que nous voyons l'hémorrhagie dans les voies biliaires prendre cette importance ; mais en serrant de près les observations on sera convaincu qu'elle se fait très souvent à un plus faible degré.

En effet, dans bon nombre d'observations, nous voyons qu'après une selle colorée, on voit les selles devenir de nouveau grisâtres et l'ictère plus foncé, puis quelques jours après tout rentre dans l'ordre ; nous croyons fermement que ceci est dû à une hémorrhagie peu importante qui a obturé momentanément de nouveau les voies biliaires.

Ces deux accidents, hémorrhagie secondaire et fistule biliaire passagère, sont les seuls que nous trouvons à noter à la suite de la cholédocotomie.

Dans les trois autres cas de mort, elle est survenue une fois par shok (obs. I), une fois par septicémie (obs. XVI) et une fois par congestion pulmonaire (obs. XVII), ce qui ne présente rien de spécial à la cholédocotomie.

La plupart des malades sont parties guéries au bout de trois semaines. Les suites opératoires immédiates sont donc excellentes. Quant aux suites éloignées, quant à la question de savoir si les accidents de la lithiase ne reparaîtront pas, nous avons peu de données à ce sujet. Une fois nous voyons noté (obs. IX) une récidive des coliques, trois mois après, qui cèdent à une cure à Karlsbad.

Une seule fois (obs. II) la malade est revue, deux ans après, en bonne santé.

CHAPITRE V

Statistique de la cholédocotomie.

Avant de terminer ce travail, il nous reste à déterminer le pourcentage des succès de cette opération.

Nous publions dans notre thèse vingt observations détaillées : ces vingt cas nous donnent quatre morts et seize guérisons.

Nous avons pu trouver, en outre, les cas suivants dont nous ne connaissons que le résultat, sans en avoir les observations :

Hans Kerh (1), 3 cas : 3 guérisons.

Körte (2), 1 cas : 1 guérison.

Riedel (3), 10 cas : 8 guérisons, 2 morts.

Hartmann (4), 1 cas : 1 guérison.

Ainsi, sur 35 cas, nous trouvons 6 morts et 29 guérisons, ce qui nous donne seulement 17 p. 100 de morts et 83 p. 100 de guérisons.

Nous savons bien que ces statistiques n'ont qu'une valeur très relative, mais néanmoins, comme celle-ci

(1) *Berlin. klin. Woch.*, 1893.
(2) KÖRTE. 21ᵉ *Congrès des chirurgiens allemands*, Berlin.
(3) RIEDEL. *Ibid.*
(4) HARTMANN. *Bull. de la Soc. de chirurgie*, 13 juin 1894.

porte sur un nombre de cas relativement important, on peut lui attribuer une certaine confiance.

Elle nous prouve que la cholédocotomie, si on la fait seulement quand elle est formellement indiquée, est une bonne opération qui peut rendre d'immenses services à des malades pour lesquels nous ne pourrions rien, si nous ne l'avions pas à notre service.

OBSERVATIONS

OBSERVATION I (in extenso). — *Calcul de la vésicule. Calcul du cholédoque. Cholécystectomie. Cholédocotomie. Mort. Choc* (KÜMMEL. *Deuts. medicin. Woch.*, 1890, p. 237.)

Il s'agissait d'une femme de quarante ans, qui, depuis de longues années, souffrait de coliques hépatiques à répétitions fréquentes.

L'ictère prononcé et les autres troubles de stase biliaire consécutifs à l'occlusion du cholédoque, qui devenaient de plus en plus fréquents, nécessitèrent une intervention chirurgicale.

Le ventre une fois ouvert, on eut toutes les peines du monde à trouver la vésicule. Elle était très petite, rétractée, autour d'un calcul de la dimension d'une grosse noix et entièrement soudée par des adhérences fibreuses très solides à la face inférieure du foie, dont le bord la cachait presque complètement. On parvint avec beaucoup de difficultés à libérer cette vésicule, et l'opération touchait à sa fin, lorsqu'on découvrit un autre calcul non moins volumineux dans le cholédoque. On incisa le cholédoque, et, après l'extraction du calcul, on sutura le canal très dilaté dont les dimensions à ce niveau étaient celles d'une vésicule biliaire normale.

L'opération dura longtemps et la malade tomba dans le collapsus auquel elle succomba vingt heures après l'opération.

OBSERVATION II (in extenso). — *Deux calculs du cholédoque. Ictère et douleurs. Cholédocotomie à sutures perdues. Atrophie de la vésicule. Drainage sus-pubien. Guérison datant de deux ans.* (THORNTON. *Lancet*, 1891, p. 237.)

Demoiselle de 36 ans, vue en consulation avec M. Hewer à Highburg. Cette malade avait depuis longtemps de l'ictère et des crises douloureuses au niveau de l'hypochondre droit, ce qui faisait penser à des calculs biliaires.

Dans les derniers mois, les crises étaient très nettement dues aux tentatives de passage des calculs. Les douleurs étaient très vives et accompagnées de vomissements et d'ictère. Amaigrissement rapide.

Cette malade fut examinée par sir Andrew Ceark et par le Dr Georges Harley; ce dernier essaya longtemps de masser la région pour faire passer les calculs dans l'intestin, mais sans arriver à diminuer les symptômes douloureux.

Quand je vis cette dame avec M. Hewer, elle était atteinte d'une jaunisse très intense, avec température élevée et pouls très fréquent.

Nous fûmes d'avis qu'il n'y avait pas de temps à perdre pour soulager cette malade.

Opération. — J'opérai le jour suivant, 9 mai 1889. Je trouvai deux calculs enclavés l'un au-dessus de l'autre dans le canal cholédoque. La vésicule biliaire était si rétrécie qu'il fut difficile de la reconnaître.

Immédiatement je décidai d'inciser le canal cholédoque, d'extraire les calculs et de suturer l'incision.

J'exécutai ce plan opératoire avec beaucoup de peine à cause des adhérences englobant tous les organes.

Comme je n'étais pas très sûr de la fermeture complète du canal à l'aide de la suture, je plaçai un tube en caoutchouc dans la cavité du fond de laquelle le cholédoque se voyait, et fis sortir ce tube par la partie supérieure de l'incision abdominale. Puis, je plaçai un tube en verre dans la cavité de Douglas à l'aide d'une contre-ouverture faite au-dessus du pubis.

Ces dernières précautions étaient parfaitement indiquées, car une très grande quantité de sérum, teinté par de la bile, s'écoula par le tube en caoutchouc plusieurs jours après l'opération, démontrant ainsi que nos craintes concernant la sûreté des sutures du cholédoque étaient parfaitement fondées.

Cependant, cette malade guérissait rapidement sans aucun

accident et M. Hewer pouvait m'écrire le 13 février 1891 (c'est-
à-dire deux ans après environ) :

« Votre opérée se porte parfaitement bien et jouit d'une
bonne santé. Elle se nourrit parfaitement. »

OBSERVATION III. — *Calcul du cystique. Calcul du cholédoque.
Ictère et douleurs. Cholécystolomie à sutures dernières.
Cholédocotomie à sutures perdues. Guérison sans fistule.*
(THORNTON. *Loco citato*, p. 763.)

Demoiselle âgée de 40 ans.

Crises douloureuses et stomacales tous les trois ou quatre mois
pendant les six dernières années. Durant les deux dernières
années, les douleurs ont été beaucoup plus fortes et plus pro-
longées dans la région de la vésicule biliaire. En même temps
éructations, sensations de resserrement autour de la poitrine,
nausées et vomissements.

Le 24 mars 1889, crise très intense; ictère le 29 mars.

Le 24 avril, douleur très vive pendant trois jours. Le 2 juin,
quatre crises douloureuses violentes; ictère persistant depuis
la première fois qu'il est apparu.

Je vis cette malade en consultation avec M. Propert, elle
présentait : un ictère très marqué, le pouls était petit et rapide,
température au-dessus de 102° F.; point très douloureux au-
dessus du canal cholédoque.

Je diagnostiquai : calcul enclavé dans le canal cholédoque.

Eu égard aux conditions très graves dans lesquelles se trouvait cette malade, je conseillai immédiatement l'opération.

OPÉRATION. — Je l'exécutai le même jour, dans l'après-midi.
M. Murroy donnait le chloroforme; M. Malcolm m'assistait et
M. Propert était présent.

J'enlevai un gros calcul anguleux, situé dans le canal cystique, après avoir incisé la vésicule et j'en trouvai un autre
dans le canal cholédoque précisément au point d'union de ce
canal avec le cystique.

Craignant de ne pouvoir l'atteindre par le canal cystique ou de ne pouvoir le briser par cette voie, j'incisai le cholédoque et fragmentai le calcul à l'aide d'une aiguille.

Malgré une incision assez grande du conduit, je ne pus extraire ces débris et dus laisser la plupart d'entre eux dans le canal dont je suturai soigneusement l'incision. Puis, je suturai les bords de l'incision de la vésicule biliaire à la plaie et drainai comme d'habitude en plaçant un tube de verre dans la logette péritonéale située au-dessous du foie.

La plus haute température, après l'opération, fut de 100° 2/10 F., le pouls fut à 72 et redevint bientôt normal.

Le seizième jour, la malade était guérie et la bile ne coulait plus; elle se levait le dix-neuvième jour. L'ictère avait disparu, l'urine et les selles étaient normales. Cette malade recouvrit rapidement une santé parfaite.

OBSERVATION IV (in extenso). — (HEUSSNER. *Deut. med. Woch.*, 1890, p. 766.)

Il s'agissait d'une femme de 38 ans qui, depuis l'âge de 15 ans, souffrait de coliques hépatiques de plus en plus violentes et devenues intolérables depuis un an. A plusieurs reprises, elle a eu de l'ictère. Presque à chaque accès de coliques, la malade rendait avec les selles des calculs du volume d'un pois. Depuis longtemps elle était traitée sans succès par les médications internes, lorsque le 5 juin 1889 elle entra à l'hôpital.

Elle disait que depuis six semaines les douleurs ne l'avaient pour ainsi dire pas quittée, et que depuis cette époque elle ne trouvait plus de calculs dans ses selles.

Depuis quelque temps la malade a maigri beaucoup, est devenue faible, nerveuse et très excitable. Elle se plaignait de maux de tête, de démangeaisons, de renvois accompagnés de vomissements biliaires, de constipation. Il y avait un peu d'ictère; le foie n'était pas augmenté de volume, la vésicule biliaire impossible à sentir. A son niveau, on sentait une résistance peu nette qu'il était impossible d'explorer en détail à cause des douleurs. Les matières fécales, plus pâles peut-être qu'à l'état normal, étaient pourtant brunes. Dans l'urine on trouvait des traces d'acides biliaires. Le diagnostic n'était pas difficile à faire, les antécédents indiquaient nettement la présence des calculs ; le tableau que présentait la malade était bien celui de la cholémie. Seulement, ce qui devait paraître surprenant, c'est qu'il n'y avait pas d'hypertrophie du foie, ni de stase dans la vésicule, que les matières fécales avaient gardé leur coloration brune et que la coloration ictérique de la peau était si peu accusée. Il était évident que l'écoulement de la bile dans l'intestin n'était pas complètement arrêté, et pourtant il devait exister un obstacle sérieux qui avait provoqué les symptômes de cholémie. Le siège de l'obstacle devait se trouver dans le cholédoque, à moins d'admettre l'existence de calculs hépatiques et une occlusion du canal hépatique. Enfin il fallait se rendre compte de la nature de l'obstacle : la lithiase biliaire était certaine, seulement on pouvait se demander s'il n'existait pas en même temps de néoplasme développé à la suite de l'irritation continuelle des voies biliaires par les calculs.

Il était temps d'intervenir si l'on prenait en considération l'affaiblissement progressif de la malade.

OPÉRATION, faite le 6 juin 1889. — Incision transversale de la paroi abdominale, à travers le muscle droit, au niveau où l'on sentait la résistance. L'hémostase est parfaitement assurée. Après quelques recherches on trouve la vésicule biliaire, grosse comme une noix, sous le bord du foie. La vésicule de même que le canal cystique étaient, dans toute leur étendue, soudés à l'épiploon et à l'estomac, formant ainsi une tumeur peu limitée, située en grande partie sous le foie. Après la séparation des adhérences entre le fond de la vésicule biliaire et l'épiploon, ce dernier, qui forme une sorte de collerette autour du col de la vésicule, est suturé par quatre sutures au bord de la plaie afin d'empêcher la vésicule biliaire de se perdre, et principalement pour empêcher la sortie de la bile septique dans l'abdomen. Ouverture de la vésicule biliaire; les parois sont épassies, un demi-centimètre d'épaisseur, et indurées; il s'écoule de la cavité une petite quantité, 20 c. c. environ, de bile normale. La muqueuse saigne facilement, mais présente une consistance normale.

Avec une pince à pansement et une cuillère non tranchante déjà décrite, on retire cinq calculs de cholestérine. Il était impossible de pénétrer plus avant et de faire le cathétérisme avec la pince à pansement, la lumière du canal cystique étant trop étroite et la vésicule n'admettant même pas le petit doigt. Par cette voie, l'exploration du canal cholédoque était donc impossible; il ne restait plus qu'à rendre accessible le canal biliaire commun.

On sutura la vésicule et on alla à sa libération complète ainsi qu'à celle de ses canaux excréteurs jusqu'au duodénum. Cette partie de l'opération fut assez difficile; toutefois, sans perdre trop de sang, on parvint à trouver dans le cholédoque, au niveau de son embouchure dans l'intestin, un calcul des dimensions d'une noix. En arrière de ce calcul principal on sentait un grand nombre de concrétions moins volumineuses. On essaya sans succès de repousser le calcul, soit dans l'intestin, soit en arrière; on échoua également dans la tentative d'écraser le calcul avec une pince à pansement entourée de caoutchouc. Pour triompher de l'obstacle, il ne restait plus qu'à inciser le canal cholédoque. On saisit par conséquent le calcul avec deux doigts et on incisa le cholédoque sur le calcul, dans une étendue de un centimètre trois quarts, jusqu'à son embouchure dans l'intestin.

Après que le calcul fut retiré, il s'écoula 100 c. c. de bile pure avec huit petites concrétions. Le calcul était allongé, et mesurait 1 centim. et demi dans son plus grand diamètre, et ceci expliquait comment la bile parvenait encore dans l'intestin ; en plus, à sa surface, se trouvaient cinq facettes et autant de saillies. La forme du calcul ne permettait donc pas d'occlusion complète du cholédoque, et ceci expliquait en partie les phénomènes cliniques.

Revenons à l'opération.

En rapport avec la dilatation excessive du canal cholédoque, on trouva ses parois très amincies, et cette circonstance, de même que la profondeur à laquelle se trouvait le canal et l'impossibilité de l'attirer au-dehors, rendirent la suture très difficile. On peut dire que la suture de l'incision par laquelle il s'écoulait continuellement de la bile fut le temps le plus difficile de l'opération.

Même après la suture par application de huit sutures à la soie fine, l'occlusion n'était pas encore parfaite; il s'écoulait toujours un peu de bile à travers les sutures quand on comprimait le canal avec le doigt.

Comme on pouvait s'attendre à une sortie de bile à ce niveau, on mit un drain double qui allait des points de suture à l'angle externe de la plaie abdominale qu'on ferme ensuite. Mais pour empêcher la bile de redescendre dans le petit bassin et de s'y accumuler en provoquant une péritonite par stagnation, on donna au malade une position particulière : les pieds du lit furent mis sur deux colonnettes en bois hautes de deux pieds et on retira le traversin de la malade en ne lui laissant qu'un oreiller de plumes. Il est évident, que, dans cette position, la bile qui s'écoulerait serait obligée de prendre la voie des drains.

Déjà pendant l'opération, l'état de la malade ne fut pas sans inspirer des inquiétudes : le pouls était petit et disparaissait complètement par moments ; une pâleur extrême des téguments et les vomissements répétés interrompirent l'opération à plusieurs reprises. Aussi les trois premiers jours après l'opération. l'état de la malade était très inquiétant : le pouls était petit, sans toutefois dépasser 100. La malade ne pouvait garder que de la glace et de petites quantités de lait glacé ; tout le reste était vomi. Par le drain il s'écoulait une quantité considérable de bile, les matières fécales étaient devenues argileuses, l'urine était rare, concentrée, foncée. La plaie avait pourtant un aspect excellent, sans trace de suppuration. Au cinquième jour l'état devint meilleur : les vomissements cessèrent, le pansement n'était que faiblement coloré en vert, les matières fécales reprirent une coloration normale. Au septième jour l'état devint franchement bon, si ce n'était une faiblesse générale. Le pansement était sec, la plaie guérie par première intention jusqu'à la place occupée par le drain ; pouls à 86, vigoureux. La température ne dépassa jamais 37°,6, et les premiers jours se maintenait constamment autour de 36°,7. Au neuvième jour on put retirer le drain, et la plaie se cicatrisa en quatre jours.

Le 28 juin, par conséquent trois semaines après l'opération, la malade quitta l'hôpital, guérie et dans un état de santé des plus satisfaisants.

OBSERVATION V (in extenso). — *Calcul du cholédoque. Ictère et crises douloureuses. Cholédocotomie à sutures perdues. Atrophie de la vésicule. Guérison.* — (THORNTON. *Loc. cit.*, p. 764.)

Femme mariée, âgée de 43 ans, mère de 12 enfants dont le plus jeune est âgé de 4 ans. Elle m'est adressée par le Dr Maurice, de Malborough.

Elle était très émaciée et atteinte d'un ictère très intense. Elle présentait ce teint bleuâtre, terreux, particulier, qui accompagne les affections malignes.

On constate un gonflement mal défini dans la région de la vésicule biliaire qui est reportée du côté gauche d'une façon plus marquée que d'habitude. On trouva un foie dur et augmenté de volume. Pas d'ascite.

Les premières attaques avaient eu lieu neuf mois auparavant.

Douleurs intenses à ce moment, et qui se continuaient pendant les quinze jours suivants.

Cette malade n'a jamais eu l'attention attirée sur ses selles et ses urines. A la fin de chaque attaque, vomissements violents, anorexie complète et ictère verdâtre.

A son entrée à l'hôpital, teinte ictérique, langue humide et normale, pouls régulier. Ganglions indurés dans les aines. Rien dans les organes du bassin.

Je diagnostiquai : calcul biliaire enclavé.

Je conseillai l'opération, mais je craignais de ne pas être utile à la malade, étant donné qu'il y avait peut-être en même temps une affection maligne.

Opération. — Je procédai à l'opération, le 28 novembre 1889, en présence des Dʳˢ Maurice, de Malborough, et sir Spencer Well, et de beaucoup d'autres médecins.

Je trouvai le foie si volumineux qu'il recouvrait entièrement la vésicule et les canaux biliaires, des adhérences nombreuses entre l'épiploon et les anses intestinales, enfin un gros calcul ovoïde enclavé dans le canal cholédoque.

Comme je ne pouvais pas délimiter avec précision la vésicule biliaire et ayant la certitude de ne pouvoir arriver jusqu'à ce calcul au travers d'un canal cystique fortement rétréci, je me décidai à inciser de suite le canal cholédoque et je pus enlever le calcul. J'étais notablement gêné par le volume du foie et obligé d'opérer dans la profondeur de l'abdomen à l'aide du toucher et de guider mon bistouri sur mon index gauche. La première incision fut suivie d'un tel flot de sang veineux noir, que je craignis d'avoir blessé la veine cave ; mais ayant introduit un petit spéculum Fergusson en verre, je remarquai que le sang provenait d'une veine située dans les adhérences de l'épiploon et je pus facilement arrêter l'hémorrhagie. J'eus beaucoup de peine à dégager le calcul qui adhérait fortement à la paroi du canal par la plus grande partie de sa surface.

Après avoir enlevé le calcul, je pus voir très distinctement, à l'aide du spéculum, la terminaison du cholédoque dans le duodénum.

Je fermai l'incision de ce canal par six points de suture interrompus à l'aide de fils de soie et appliquai par-dessus une suture continue, me servant de l'épiploon pour renforcer ma ligne des sutures, comme je l'avais fait dans le cas précédent où j'avais ouvert aussi le canal cholédoque.

Je drainai le péritoine au moyen d'un tube en verre.

La malade souffrit sérieusement du choc opératoire et les premières urines rendues furent extrêmement albumineuses, ce qui n'existait pas avant l'opération.

Elle se remit pourtant assez rapidement ; la température ne monta jamais au-dessus de 100°,6 F. ; le pouls resta à 100. Le cinquième jour, tout était normal. Le drain fut enlevé le sixième jour.

Selle le cinquième jour. L'urine commença à devenir moins jaune dès le troisième jour, mais les matières gardèrent encore leur couleur argileuse jusqu'au huitième. La plaie fut guérie dans les quinze jours.

Trois semaines après l'opération, la malade quittait l'hôpital, se portant très bien, mais présentant encore un peu de jaunisse.

M. le Dr Williamson, de Ludgershall, m'a écrit que cinq semaines après son retour chez elle, cette malade avait encore un peu de jaunisse, mais que ses forces étaient revenues, qu'elle se portait bien, qu'elle pouvait vaquer à ses occupations journalières.

OBSERVATION VI (in extenso). — (COURVOISIER. *Casuist. Stat. Beïtrage z. Path. u. Chir. der Gallenwege*, p. 280. Leipzig, 1890.)

Il s'agit d'une femme de quarante-six ans, dont il a déjà parlé, et chez laquelle il avait vainement essayé de broyer un calcul du cholédoque ; de plus, la malade ayant été prise d'un grave collapsus du cœur, on avait dû interrompre l'opération.

La malade avait quitté l'hôpital au commencement de septembre 1889 ; son ancien mal était revenu et avait augmenté d'intensité : à de violentes coliques s'ajoutaient fréquemment des frissons accompagnés de hautes températures, un ictère constant, de la dyspepsie pénible et une perte des forces. A la fin de 1889, ces attaques se produisirent deux à trois fois par semaine ; l'état général était excessivement mauvais.

LAPAROTOMIE, le 21 juin 1890. — A travers de nombreuses adhérences, je parvins avec peine jusqu'au cholédoque. Le calcul se trouvait exactement à la même place que six mois auparavant. Il était de la grosseur d'une muscade, et situé à une grande profondeur au-dessous du foie dans un petit espace situé entre le foie et le duodénum ; le cholédoque fut incisé, et par l'incision, longue d'un centimètre et demi, on détacha et on retira à l'aide d'un levier le calcul quelque peu adhérent à la paroi du canal. Une petite branche de l'artère hépatique fut liée, ensuite on plaça, avec quelques difficultés, trois sutures à la soie sur la paroi du cholédoque. Il ne sortit plus de bile, le cathétérisme avait démontré la perméabilité du canal. Un drain de caoutchouc, épais comme le doigt, fut introduit jusqu'au siège de la suture, puis la plaie abdominale fut réunie.

Pansement avec la ouate iodoformée et l'étoupe au sublimé. Les suites opératoires furent aussi heureuses qu'on puisse l'imaginer. Pas de fièvre ; sept jours après l'opération, selles fortement colorées par la bile, bientôt après disparition de l'ictère. La plaie n'a jamais donné issue à la moindre goutte de bile.

La malade sort en bonne santé, sans ictère, sans complication d'aucune sorte. Foie normal, bonnes digestions.

Depuis lors, l'état est resté satisfaisant à tout point de vue.

OBSERVATION VII (in extenso). — (COURVOISIER. *Loc. cit.,* p. 281.)

Ouvrière de 20 ans. Le 18 février 1890, on avait pratiqué par la cholécystendise, l'extraction d'un calcul gros comme une noix, puis on avait aussi exécuté une cholédocotomie.

Le calcul gros comme une noix, précédemment diagnostiqué, était encastré près du duodénum et à cause des adhérences, il était difficilement accessible. Le canal fut incisé, le calcul facilement broyé avec une pince et extrait par morceaux. On fit ensuite la suture de la plaie du cholédoque par quatre points à la soie. Rapprochement avec le tissu environnant par trois autres sutures ; malgré cela, il suinte encore un peu de bile. Un drain en caoutchouc, gros comme le doigt, est placé à l'endroit de la suture.

Suites. — Le premier jour, 38°,4, ensuite il n'y eut plus de fièvre.

19 février. Un peu de bile verte dans le pansement, il n'y en eut plus depuis lors.

Le 26. Après un lavement, selle bilieuse et abondante.

Le 28. Nouvelle selle. Les sutures sont enlevées et on remplace le gros drain par un plus petit.

10 mars. La malade se lève, il n'y a plus d'ictère, urines normales.

Sortie de l'hôpital au commencement de mai.

OBSERVATION VIII (in extenso). — (COURVOISIER. *Loc. cit.,* p. 232.)

Ma troisième observation (dit Courvoisier) n'est pas moins importante, elle concerne cette jeune femme sur qui j'avais pratiqué, le 5 mars 1889, la cholécystotomie en un temps, et en même temps la cholélithotripsie du cholédoque d'après le procédé de Tait.

La malade avait quitté l'hôpital le 2 juillet 1889, avec une fistule biliaire qui donnait abondamment. Plus tard, et peu à peu, toute la bile s'écoula par cette voie.

Les selles se décolorèrent complètement. A la fin de 1889, de petites concrétions à facettes furent évacuées par la fistule; amaigrissement, mauvaises digestions. Le 17 mars 1890, la malade était retombée dans un état pitoyable.

Diagnostic. — Fistule biliaire complète, calcul de l'hépatique et calcul dans le cholédoque.

Ce diagnostic fut complètement confirmé par une nouvelle opération pratiquée le 28 mars 1890.

Je trouvai un calcul gros comme une noisette à l'entrée du cholédoque. Je pratiquai une incision et je suturai l'ouverture faite, comme dans les cas précédents. Immédiatement on exécuta encore la cholécystentérostomie d'après la méthode de Kappeler, et on ferma artificiellement la fistule biliaire. Pendant plusieurs jours, il y eut un léger suintement de bile provenant

la suie mal délayée dans de l'eau. Pas de douleurs, faci- grippé. Température : 37°,2 ; pouls : 120. Miction spontanée.

A neuf heures, le pansement est enlevé, et on constate que le ventre est souple, indolent, avec un très léger météorisme sus-ombilical. Par le drain coule un liquide séreux un peu teinté en jaune. On refait le pansement. Pouls, 150 et très faible.

Six heures du soir. Pouls, 180 ; température, 38°,8. Pas de douleurs, pas de vomissements, miction spontanée. A minuit : Respiration haletante, facies grippé, pouls filiforme, vomisse-ments noirâtres. Température, 38°,9.

Mort à une heure du matin le 21 avril 1892.

Autopsie pratiquée par M. Lieffring, externe du service.

Abdomen. — Il n'y a pas de traces de péritonite ; pas d'injec-tion de la séreuse : pas d'épanchement de sérosité ou de bile.

Au niveau du pancréas, l'ampoule de Vater sur laquelle a porté l'incision, est parfaitement réunie par les sutures. Le drain, qui s'étend du point incisé du pancréas à la plaie abdo-minale, contient un peu de sérosité rougeâtre.

On constate un peu de suffusion sanguine dans les divers plans de la paroi abdominale au niveau de l'incision médiane.

Foie. — Le foie, de couleur vert-olive accusée, ne paraît pas augmenté de volume.

Sa convexité lisse, sans bosselures, adhère un peu à la face inférieure du diaphragme du côté droit. Le bord tranchant est quelque peu épaissi et présente, au niveau du siège de la vési-cule, une encoche profonde qui délimite avec la dépression formée par le ligament suspenseur une sorte de petit lobule de 5 à 6 centim. de base et de 4 à 5 centim. de hauteur.

En relevant le bord tranchant de la glande pour découvrir le hile, on se trouve en présence d'une masse de tissu conjonctif dû à de la péritonite chronique. Cette masse occupe presque toute la face inférieure de l'organe et enserre la vésicule, au point de faire croire à son absence, ainsi que les organes qui entrent et sortent du foie. L'épiploon gastro-hépatique est converti en une masse épaisse de tissu sclérosé, au milieu de laquelle il faudra sculpter pour retrouver les conduits qui y sont inclus.

Au niveau du siège de la vésicule on ne trouve que du tissu de cicatrice qui, par sa rétraction, a déterminé l'encoche profonde dont nous avons parlé. Le palper ne permet pas encore de soupçonner à ce niveau l'existence d'une vésicule. C'est après une dissection laborieuse, qu'il nous a été possible de découvrir les voies biliaires ainsi que les divers vaisseaux.

La vésicule siégeait en son lieu habituel, mais était comme repoussée dans le tissu hépatique, par le tissu inflammatoire rétractile. Sa cavité eut à peine admis une noisette, et se continuait avec le canal cystique par une ouverture admettant une baguette de verre de un demi centimètre de diamètre.

Canal cholédoque. — Il mesure 7 centim. de longueur 1 centim. de diamètre. Sa paroi est épaissie; l'ampoule de Vater est largement dilatée.

L'examen microscopique du foie se résume ainsi : périangiocholite chronique irritative — néoformations de canalicules biliaires — dégénérescences des cellules hépatiques.

OBSERVATION XVII (in extenso). — (JORDAN LLOYD, communiquée à M. TERRIER. *Rév. de chir.*, 1893, p. 628).

Charles P..., âgé de 51 ans, est admis à l'hôpital Quéras, à Birmingham.

Cet homme a joui d'une bonne santé jusqu'à l'âge de 28 ans, époque à laquelle il fut atteint d'une crise douloureuse à l'épigastre. Cette crise dura deux jours et s'accompagna de frissons ; elle fut suivie d'une émission d'urine de couleur sombre, de selles de couleur grisâtre et d'un ictère léger. Quinze jours après, tout était revenu à l'état normal.

Il était resté guéri huit ans, lorsqu'un accès semblable à la première crise, mais plus grave, survint tout à coup et ne le quitta pas pendant tout un mois.

Trois ans après, nouvelle attaque.

Depuis ce temps, les crises sont devenues plus fréquentes. Il y en a eu vingt, en trois ans, d'intensité variable. Souvent on rechercha dans les selles des calculs biliaires, mais jamais on n'en trouva. Aucune tuméfaction ne fut d'ailleurs constatée dans l'abdomen.

Le malade avait totalement maigri pendant l'année dernière ou plutôt dans les deux dernières années.

A son entrée à l'hôpital, ce malade semblait réellement amaigri, la peau était très jaune, le foie avait des dimensions normales, la vésicule biliaire n'était pas dilatée, mais présentait une grande sensibilité à la pression sur une étendue de deux pouces de circonférence, entre l'ombilic et l'appendice xiphoïde.

Urine de couleur rouge brique, contenant des traces d'albumine et beaucoup d'éléments biliaires.

Deux jours après l'entrée à l'hôpital, accès soudain avec douleurs vives à l'épigastre, frissons, etc.; les extrémités étaient froides et livides. La température avait atteint 103° F., le pouls était à 110. Les douleurs violentes durèrent une demi-heure environ et cessèrent immédiatement après.

Le lendemain ce malade était remis; la peau était un peu plus jaune, les excréments pâles, et l'urine renfermait de la bile.

Peu de jours après, nouvelle attaque, et la température montait à 104° F.

Diagnostic. — Calcul biliaire dans le canal cholédoque. On conseille l'opération.

Opération. — Le 24 janvier 1890, anesthésie à l'aide de chloroforme, mélangé à l'éther. On fait une incision verticale de trois pouces juste au-dessous de l'arc costal droit, dans l'espace semi-lunaire. L'abdomen est ouvert. On trouve le foie intimement adhérent au côlon transverse. Ces adhérences sont soigneusement détruites, et la vésicule biliaire ne fut découverte qu'après de longues recherches. Elle était épaissie, très rétractée, et se trouvait englobée dans une masse épaisse de

— 68 —

fausses membranes. On n'en reconnut la cavité qu'avec difficulté. Son canal était si bien oblitéré, qu'un explorateur ne
put y pénétrer. En introduisant profondément le doigt, on sentit
une petite masse dure, ayant environ 2 centim. de diamètre, et
située tout près de la cavité du duodénum. Tous les efforts que
l'on fit pour l'amener au dehors furent inutiles. Puis on essaya,
mais en vain, de la faire glisser par pression dans l'intestin. Ce
n'est qu'avec de grandes difficultés que la tuméfaction put être
incisée. On en retira des calculs mélangés avec une bouillie
semblable à du fin gravier consistant en très petites concrétions biliaires (gravelle biliaire). Ce ne fut qu'à ce moment
qu'on reconnut dans la poche ouverte, le canal cholédoque,
tellement dilaté qu'on pouvait y faire pénétrer deux doigts. Le
point incisé était si loin de la surface cutanée, qu'on ne put le
suturer d'une façon satisfaisante. Le péritoine pariétal fut alors
détaché de la paroi abdominale et refoulé vers l'intérieur de
l'ouverture du canal, puis le tout fut suturé avec quatre fils de
soie. On plaça deux drains en verre dans la cavité abdominale.

L'opération fut longue, difficile, et peu satisfaisante au point
de vue chirurgical.

Il y eut du choc. Un flot de bile s'écoula par le tube à
drainage.

Le premier jour après l'opération, l'état général restait bon,
et le péritoine indemne.

Le deuxième jour, signes de congestion pulmonaire, complication qui se terminait par la mort, soixantes heures environ
après l'opération.

OBSERVATION XVIII (in extenso). — STUDSGARD (*Bull. de la
Soc. de chir.*, 1892, p. 840).

S. E..., femme mariée, 67 ans, entrée à l'hôpital Communal
le 26 mai 1892, sortie le 1er juillet.

La malade a souffert pendant une année de douleurs violentes
et continuelles dans la région hypochondriaque droite ; très

souvent des attaques caractérisées par des coliques hépatiques, par de l'ictère, et accompagnées de vomissements ; le repos, la morphine, calmaient les attaques qui cependant récidivaient toutes les deux ou trois semaines, on n'a jamais constaté de calculs biliaires dans les selles toujours normales.

A l'entrée à l'hôpital, la malade, qui vient de subir une attaque, est très fatiguée et très émaciée ; la peau et les sclérotiques sont jaunes ; elle n'accuse aucune douleur par la pression sur la région du foie ; rien de particulier par la palpation de l'abdomen ; l'urine est normale, pas de réaction de la bile.

Sous le sommeil anesthésique, on constate que le bord du foie atteint presque la ligne transversale de l'ombilic ; la surface du foie est lisse, le bord un peu épaissi suit une ligne dirigée de bas en haut et de droite à gauche.

Opération, le 3 juin 1892. — Une incision de 15 centim. de longueur du bout de la huitième côte, verticale, traverse toute la paroi de l'abdomen ; la plaie est maintenue béante avec des écarteurs ; le bord du foie est soulevé, puis on le fait sortir de la plaie même à l'aide d'un fil fort et épais qui traverse la substance du foie à une distance de 5 à 6 centim. du bord libre ; on arrive par ce procédé à découvrir la vésicule biliaire, grosse comme une noix et située derrière et au-dessous du bord du foie ; elle est reliée par des adhérences assez dures et résistantes au foie, au côlon transverse et au duodénum ; la vésicule, libérée avec beaucoup de précautions de ces organes, fut incisée ; on n'y trouve que de la mucosité noirâtre et pas de calcul.

L'origine du canal cystique paraît tout à fait fermée.

La vésicule très facilement déchirable fut enlevée et ses débris encore restés, cautérisés avec le thermo-cautère Paquelin.

Au moment où on était arrivé à libérer la vésicule biliaire des organes environnants, on avait aussi réussi à découvrir le canal cholédoque qui se présentait sous forme cylindrique et d'une grosseur d'un doigt. En examinant alors le canal cholédoque par la palpation, on constata avec la plus grande facilité, un calcul mobile dans le canal distendu par un liquide ; on peut faire monter et descendre le calcul dans le canal.

Celui-ci fut ouvert par une petite incision longitudinale, et le calcul de la grosseur d'une amande fut extrait ; après cela on put, par le doigt et par le stylet, constater la présence d'autres calculs dans le canal ; l'incision du canal fut fermée par des sutures en soie placées en deux plans. Pendant toute l'opération, la cavité du péritoine avait été protégée à l'aide de compresses, de telle façon que ni le mucus de la vésicule, ni la bile du canal cholédoque ouvert ne puissent pénétrer au-delà des compresses.

Lavage à l'eau boriquée ; la grande plaie fut fermée complètement. On n'introduisait qu'une longue mèche de gaze iodoformée entre les deux sutures, jusqu'au niveau du moignon de la vésicule.

Après l'opération, aucun accident ; la température fut toujours normale.

Le 8 juin, on change la mèche, sortie d'un peu de liquide coloré de bile.

Le 16. Sécrétion minime, colorée de bile ; la profondeur de la plaie n'est que de 2 centim.

Le 23. L'ictère a disparu, la plaie est complètement fermée ; la malade se lève.

Depuis elle a joui d'une santé parfaite, plus de coliques, ni de douleur.

OBSERVATION XIX (résumée). — TERRIER. (*Bull. l'Acad. de méd.*, 1894, p. 224).

Louise B.... entrée le 2 mai à Bichat ; 55 ans.

Antécédents héréditaires. — Père a eu un ictère qui a duré deux mois, sans coliques hépatiques.

Antécédents personnels. — Depuis deux ans a souffert à plusieurs reprises de vives douleurs dans l'hypochondre droit, s'accompagnant de vomissements bilieux et alimentaires ; mauvaises digestions.

A la fin du mois de décembre 1892, l'ictère apparaît; les selles se décolorent, urines acajou. L'état ne s'est pas modifié depuis.

État actuel, 8 mai 1893. — Malade fortement amaigrie; elle pesait autrefois 64 kilog, et elle n'en pèse plus maintenant que 47. Ictère généralisé et foncé.

A l'examen du foie, on constate que sa matité commence à un travers de doigt au-dessous du mamelon et déborde le rebord costal de deux travers de doigt. Vers le milieu du bord inférieur du foie on rencontre une masse qui semble être la vésicule ; on peut la saisir entre les doigts en palpant d'avant en arrière ; elle a une surface lisse, et donne assez bien l'impression d'un rein flottant.

La rate semble un peu augmentée de volume.

Les urines ont une couleur brunâtre; dépôt abondant d'urates alcalins. Réaction acide, densité 1014, 16 gr. d'urée par 24 heures; pas d'albumine, mais de la matière colorante, de la bile.

Le 29 mai 1893, M. Terrier lui fait une cholécystectomie qui donne momentanément un bon résultat; mais il persiste une fistule biliaire, un peu d'ictère et de la décoloration des selles.

Plusieurs tentatives de cathétérisme du cholédoque restent infructueuses; on se décide alors pour la cholédocotomie.

OPÉRATION le 11 janvier 1894. — Une bougie uréthrale n° 12, préalablement stérilisée, est introduite dans la fistule, et pénètre à 18 centim. de profondeur; on la laisse en place pour guider dans la recherche du cholédoque.

Vu le tissu cicatriciel, situé latéralement et résultant de la cholécystectomie antérieure, on fait la laparotomie médiane sus-ombilicale.

Le ventre ouvert, il est facile par la palpation de constater que la bougie introduite dans le trajet fistuleux est recourbée, et monte vers le foie, s'engageant dans un canal hépatique.

Le côlon transverse, fortement adhérent à la face inférieure du foie, est décollé, et une fois cette libération obtenue, en portant le doigt vers le duodénum, c'est-à-dire un peu en bas du côté du pancréas, on sent très nettement un calcul assez gros, peu mobile, et très profondément situé.

En écartant les parties relativement superficielles, c'est-à-dire le foie en haut et le côlon transverse en bas, et en épongeant bien, on constate, par le toucher surtout, que le calcul est en arrière de la première portion du duodénum. Sa position, caché derrière le duodénum, fait supposer qu'il est dans l'ampoule de Vater. Il est impossible d'inciser directement sur le calcul, comme cela est indiqué, le duodénum étant absolument en avant de lui et ne pouvant être déplacé par en bas.

Je résolus d'ouvrir l'intestin, afin de m'assurer si le calcul n'était pas en effet dans l'ampoule de Vater.

Cette incision faite, de façon à introduire l'index dans l'intestin, incision longitudinale par rapport au cylindre duodénal, il fut facile de reconnaître que le calcul, absolument immobilisé, était situé juste au-dessus de l'ampoule de Vater.

Alors avec le doigt indicateur droit, recourbé en crochet, et placé dans le duodénum, je pus reporter en haut d'abord, puis en avant, la face postéro-interne de l'intestin, au-dessus de laquelle siégeait le calcul, et je pus inciser le cholédoque, parallèlement à son axe.

Ce canal, très épaissi (1 millim. à 1 millim. et demi), et fibreux, renfermait un calcul muriforme pesant 2 gr. 25, long de 18 millim. et large de 16 à 17 millim., calcul véritablement enchâtonné dans le cholédoque et que je ne pus enlever qu'après avoir avec une sonde cannelée, détaché ses adhérences à la paroi moulée sur lui.

Ceci fait, je procédai d'abord à la suture très soignée de la plaie du duodénum, suture à deux étages à points séparés, et par le procédé classique de Lembert, mais avant cela, j'avais avec une bougie uréthrale stérilisée du n° 10 ou 12, pratiqué le cathétérisme du cholédoque en haut vers le foie et en bas vers l'intestin, pour m'assurer de la perméabilité du conduit. Je fis alors la suture du canal cholédoque à l'aide de soie fine et je pus placer ainsi trois points de suture ; j'ajouterai que les tuniques enflammées chroniquement du cholédoque se déchiraient facilement. Le foyer opératoire fut drainé à l'aide de deux lames de gaze iodoformée, comprenant entre elles un drain de caoutchouc ayant la dimension d'une sonde n° 18 de la filière Charrière.

Suture de la paroi abdominale à trois étages : le péritoine avec de la soie fine, l'aponévrose avec de la soie moyenne et enfin la peau avec du crin de Florence.

Pansement avec une compresse stérilisée et de la poudre d'iodoforme, le tout maintenu par de l'ouate stérilisée et une bande de flanelle.

Le soir, deux vomissements bilieux vers dix heures. Injection de 1/4 de centigr. de morphine. Nuit calme et sommeil.

12 janvier. 37°,4, pouls régulier et large ; urine un peu moins colorée, et les téguments paraissent déjà moins jaunes. Soif vive ; c'est qu'en effet, vu la suture duodénale, la malade est soumise à la diète absolue. Lavement tiède pour faire absorber de l'eau et calmer la soif.

Le 13. Nuit bonne, température normale, des gaz sont rendus par l'anus. Champagne et eau de Vichy. Un suintement séro-sanguin assez abondant fait changer le pansement ; on enlève le drain et on laisse la gaze. Le ventre est souple, endolori dans l'hypochondre gauche.

Le 15. On commence seulement à alimenter la malade ; elle prend du lait mélangé à de l'eau de Vichy.

Le 16. On enlève la gaze et on met un drain : une selle un peu colorée.

Le septième jour (18), écoulement abondant de bile par le drain indiquant que les sutures du cholédoque n'ont pas tenu ; la malade continue à aller bien.

Le 19. L'écoulement de bile est toujours très abondant.

Le 21. Les matières fécales se recolorent peu à peu.

Le 22. L'écoulement de bile par le drain est à peu près nul.

Le 23. Plus trace de bile ; les matières sont colorées. Alimentation mixte.

2 février. Ablation du drain; la malade peut être considérée comme guérie.

Le 14. La malade quitte l'hôpital; elle va très bien, digère facilement; l'appétit est bon. Les urines ne renferment plus de bile; la teinte ictérique des téguments s'efface de jour en jour, mais n'a pas encore tout à fait disparu. La cicatrice a 10 centim. d'étendue, et se termine à 1 centim. au-dessus de l'ombilic; elle est souple et solide dans toute son étendue.

3 mars. État très satisfaisant; bon appétit, digestions faciles; selles colorées. Les forces reviennent tous les jours.

OBSERVATION XX (inédite). — QUÉNU.

Valentine B..., 41 ans, ménagère, entrée le 15 janvier 1894 à l'hôpital Cochin, pavillon Pasteur.

Antécédents héréditaires. — Père mort assassiné. Mère vivante, bien portante. Sœur morte à 39 ans, tuberculeuse.

Antécédents personnels. — La malade a toujours été bien portante; ne se rappelle avoir eu aucune maladie quelconque. Réglée à 15 ans, elle s'est mariée à 20 ans. 7 enfants, 3 sont morts, 4 sont bien portants.

Depuis trois ans, la malade n'a plus ses règles. Jamais de coliques hépatiques; pas d'alcoolisme.

Histoire de la maladie. — Au mois d'octobre 1893, la malade s'aperçoit que sa peau se colore en jaune, les yeux deviennent jaunes; aucune souffrance; appétit conservé, selles grisâtres, urines épaisses et foncées.

Le foie n'est pas augmenté de volume; la vésicule biliaire semble avoir ses dimensions normales; on ne sent absolument rien par la palpation dans l'intérieur du ventre. Le pouls est normal; à l'auscultation du cœur on entend un souffle tricuspidien.

La malade nous dit que depuis le mois de décembre, elle a maigri beaucoup, et que son appétit a diminué; elle ne peut pas supporter la viande. La peau présente des écorchures, par grattage, pour calmer le prurit très intense.

A son entrée elle avait un furoncle dans l'aisselle droite, furoncle qui donnait issue à un pus jaune; en deux jours il est guéri pour faire place à deux autres : un dans la même région et un autre dans la région pectorale droite. Ces deux furoncles ont mis dix jours pour guérir.

Urines : 800 gr. dans les vingt-quatre heures; 18 gr. d'urée par litre; pigments biliaires en abondance; un peu de sucre.

OPÉRATION, le 14 février 1894. — Incision de la paroi abdominale sur la ligne médiane un peu au-dessous de l'appendice xiphoïde, dans une étendue de 12 centim. environ.

Les parois abdominales sont écartées. Le foie est gros, il déborde les fausses côtes. La vésicule biliaire pâle, atrophiée, a son fond à 2 ou 3 centim. du bord antérieur du foie.

L'épiploon gastro-hépatique est déchiré. Le canal cholédoque laisse sentir un calcul gros comme une olive, très mobile, allant jusqu'au duodénum.

M. Terrier, qui assiste M. Quénu, passe une main au-dessous du pédicule du foie et l'attire en dehors; cette manœuvre produit une coudure du cholédoque et fixe le calcul.

M. Quénu incise le cholédoque au bistouri. Une pince est appliquée sur chaque lèvre de l'incision. Avec la sonde cannelée le calcul est dégagé.

Sutures à la soie fine du cholédoque ; cinq points de suture très rapprochés. Un des fils coupe les tissus et est remplacé.

Deuxième plan de sutures à la soie pour réunir les débris de l'épiploon gastro-hépatique.

Suture de l'épiploon gastro-hépatique à la paroi abdominale de chaque côté pour former une cavité prismatique qui, limitée en haut par le foie et en bas par le duodénum, a son sommet au niveau de l'incision du cholédoque. Drain moyen placé dans cette cavité.

Suture en étages de la paroi abdominale.

Pansement iodoformé.

14 février. Trois vomissements dans l'après-midi ; à 7 heures et à 7 heures et demi vomissement de sang avec un peu de

bile. A 8 heures, un autre vomissement de sang. On peut évaluer à 7 à 8 cuillerées à bouche la quantité de chaque vomissement. T. 37°, 90 pulsations.

Le 15. Vomit plusieurs fois, une très petite quantité de liquide noirâtre à chaque fois.

On refait le pansement : il est imprégné d'une petite quantité de sang ; pas de suintement de bile.

400 gr. d'urines : elles paraissent un peu moins colorées qu'avant l'opération. Le soir, 37°,8 ; rend des gaz par l'anus

Le 16. Matin : 37° ; pouls : 98.

Pansement : il n'est taché que de trois gouttes de sang.

Soir : 37°,9 ; pouls : 114. Vomit deux fois un liquide noirâtre.

Urines : 600 gr.

On lui injecte 200 gr. de sérum artificiel.

Le 17. Matin : 37°,5. Vomit une fois.

Langue sèche ; traits tirés ; agitation, subdélire, prostration très prononcée. Depuis 48 heures, la peau est devenue de nouveau très jaune. Enfin on a tous les signes de la cholérine.

M. Quénu enfonce un trocart dans la vésicule pour donner issue à la bile si elle en contient, mais il ne sort rien.

Urines : 500 gr.

Injection de 200 gr. de sérum. Soir : 38°,6.

La malade meurt dans la nuit.

AUTOPSIE. — L'*estomac* est plein de bile ; l'intestin et l'épiploon sont colorés en vert, aucune trace de fausses membranes.

Le *gros intestin* renferme des matières colorées ayant à leur centre un mastic blanc, crayeux.

Pancréas. Semble normal.

Rein. Jaune, sans lésions apparentes.

Intestin grêle. Tapissé par une espèce de matière noirâtre qu'on trouve d'autant plus grande qu'on se rapproche du duodénum.

Rate. Petite, rien de spécial.

Duodénum. Très dilaté.

Le fond de la vésicule adhère au duodénum, et il est impos-

sible de les séparer ; le fond de la vésicule est distant du bord
du foie de 3 centim. et demi.

Le fond de la vésicule adhère de tous côtés au foie, et forme
comme un centre de rétraction : le foie est strié de nombreux
petits sillons dus à cette rétraction de la vésicule. D'ailleurs, à
ce niveau, lésions très nettes de périhépatite.

La vésicule est extrêmement petite, atrophiée ; elle renferme
une espèce de matière colorée, épaisse, qui semble un mélange
de sang et de bile, qui la remplit tout entière.

Le canal cystique est absolument libre : un stylet introduit
dans l'ampoule de Vater pénètre indifféremment dans le canal
hépatique et dans la vésicule biliaire.

Les sutures du cholédoque sont intactes.

On incise le cholédoque de bout en bout, ainsi que la vésicule et le canal cystique, et les conduits hépatiques.

Le cholédoque est obturé par un caillot sanguin ; les conduits hépatiques sont remplis de la même matière noirâtre que
la vésicule ; ils aboutissent à une espèce de carrefour où se
trouve l'orifice du canal cystique.

De ce carrefour commun au fond de la vésicule biliaire, il y a
exactement 15 millim. ; par conséquent, vésicule et canal cystique ne mesurent à eux deux que 15 millim.

Le canal cholédoque étalé mesure 3 centim. de largeur ; la
plaie opératoire, vue du cholédoque, mesure 12 millim., il existe
à ce niveau une petite excavation peu profonde.

Entre la plaie opératoire et l'orifice duodénal, on trouve une
longueur de 6 centim. et demi, et 18 millim. entre cette plaie
opératoire et le carrefour commun au cholédoque, au cystique,
et aux deux conduits biliaires. Le cholédoque a donc au total
une longueur de 9 centim. et demi.

Examen microscopique. — Cet examen a été fait d'une façon
très complète par notre ami le Dr Macaigne, chef de laboratoire
de l'hôpital Saint-Antoine ; nous l'en remercions vivement.

On peut le résumer ainsi :

Le canal cholédoque a sa muqueuse enflammée, desquamée,
épaissie ; ses parois ont subi une infiltration embryonnaire

abondante, diffuse en certains endroits, en d'autres à l'état d'accumulations comparables aux nodules infectieux, aux abcès miliaires en formation.

La cavité où était logé le calcul n'est pas un diverticule du cholédoque, possédant toutes ses tuniques, c'est une cavité qui s'est creusée dans l'intimité même de ces diverses tuniques. Elle est tapissée d'une couche fibroïde sans épithélium pénétrant à travers les couches du cholédoque en déterminant autour d'elle une infiltration embryonnaire abondante.

Le canal hépatique ne présente d'autres particularités que cette même infiltration embryonnaire.

La vésicule biliaire est très altérée ; la couche épithéliale a disparu ; nombreuses cellules embryonnaires dans l'épaisseur des parois. Accolées à sa surface externe on trouve les tuniques du duodénum qui lui adhèrent ; elles sont normales sauf l'absence générale de l'épithélium des villosités.

Le foie a été examiné sur deux fragments ; dans l'un il y avait à la surface du tissu des adhérences aux organes voisins. Ces adhérences sont formées de lamelles conjonctives surajoutées à la capsule de Glisson épaissie ; elles contiennent dans leur intérieur des cellules embryonnaires et des vaisseaux capillaires.

Le tissu hépatique, lui-même, ne présente d'autres lésions qu'une altération des canaux biliaires, et autour d'eux, une infiltration embryonnaire dans les petits espaces portes.

Dans beaucoup de grands espaces portes on note l'absence des canaux biliaires ; on trouve à leur place des blocs fibroïdes qui paraissent représenter ces canaux biliaires sclérosés et annihilés.

IMPRIMERIE LEMALE ET Cⁱᵉ, HAVRE

A LA MÊME LIBRAIRIE

APPERT, ancien interne des hôpitaux. — **Du rôle de l'organisme dans la pathogénie de quelques maladies infectieuses.** Prix............ 4 fr.

ARROU, ancien interne lauréat, prosecteur des hôpitaux. — **Circulation artérielle du testicule, anatomie comparée.** Prix................ 2 fr. 50

BONNET. — **Contribution à l'étude des névrites périphériques infectieuses aiguës.** Prix.. 5 fr.

BRISSON. — **Des divers procédés d'extraction des corps étrangers intravésicaux.** Prix... 3 fr. 50

CALBET, ancien interne des hôpitaux. — **Tumeurs congénitales d'origine parasitaire de la région sacro-coccygienne.** Prix.............. 6 fr.

CAMESCASSE, ancien interne des hôpitaux. — **Du choix de l'intervention dans les affections des annexes de l'utérus.** Prix............... 5 fr.

CLAISSE, ancien interne des hôpitaux. — **L'infection bronchique.** Prix. 6 fr.

DAMOURETTE, ancien interne des hôpitaux. — **Affections des nourrissons déterminées par la galactophorite de la nourrice.** Prix....... 5 fr.

DELANSORNE. — **Contribution à l'étude de la syphilis, manifestations syphilitiques récidivant in situ.** Prix............................ 6 fr.

GUILLEMAIN, ancien interne lauréat des hôpitaux. — **Étude de l'ostéoarthrite tuberculeuse du genou de l'enfant.** Prix.............. 5 fr.

LACHAUX. — **De la dissimulation des idées de grandeur dans le délire chronique à évolution systématique.** Prix............. 3 fr. 50

LASSERRE, ancien interne des hôpitaux. — **De la tuberculose péritonéopleurale subaiguë.** Prix...................................... 3 fr. 50

MARTIN-DURR, ancien interne des hôpitaux. — **Les secousses trachéales dans l'anévrysme de l'aorte.** Prix............................ 2 fr. 50

MAUCLAIRE, ancien interne, médaille d'or des hôpitaux, prosecteur à la Faculté. — **Des différentes formes d'ostéo-arthrites tuberculeuses, méthode sclérogène, arthrectomie précoce et répétée.** — Avec 10 planches. Prix... 12 fr.

NAGEOTTE, ancien interne des hôpitaux. — **Tabes et paralysie générale.** — Avec 10 planches. Prix.. 7 fr

NAGEOTTE (Mme) née WILBOUCHEWITCH, ancien interne des hôpitaux. — **Traitement antiseptique des brûlures.** Prix.................... 4 fr.

PÉPIN. — **De la cystite exfoliante considérée particulièrement en dehors de la rétroversion de l'utérus gravide et de l'accouchement laborieux.** Prix... 3 fr. 50

PÉPIN. — **Pathogénie et traitement opératoire de l'incontinence uréthrale d'urine chez la femme.** Prix............................ 3 fr.

SAINT-GERMAIN (DE), ancien interne des hôpitaux. — **Pathogénie du rhumatisme articulaire aigu.** — Avec 4 planches. Prix.............. 6 fr.

SOUPAULT, ancien interne des hôpitaux. — **Les dyspepsies nerveuses.** Prix.. 5 fr.

IMPRIMERIE LEMALE ET Cie, HAVRE